L'ÉVOLUTION DE LA MÉDECINE

AU MILIEU DU DIX-NEUVIÈME SIÈCLE

(1830-1870)

PAR

R. LÉPINE

PROFESSEUR A LA FACULTÉ DE MÉDECINE DE LYON

Extrait de la *Semaine Médicale* du 7 septembre 1910.

PARIS

IMPRIMERIE DE LA *SEMAINE MÉDICALE*

31, rue Croix-des-Petits-Champs, 31

—

1910

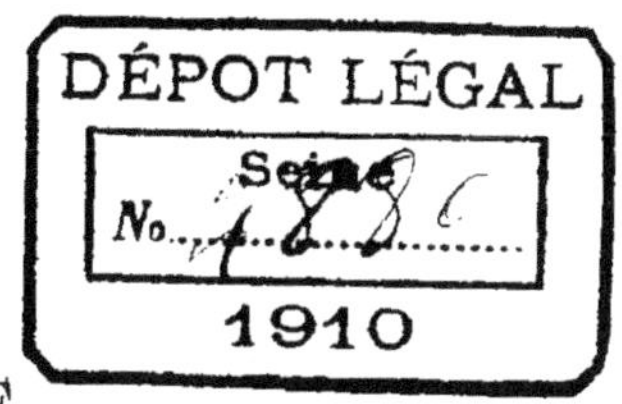

L'ÉVOLUTION DE LA MÉDECINE

AU MILIEU DU DIX-NEUVIÈME SIÈCLE

(1830-1870)

Il y a peu de mois je m'efforçais de vous montrer que la recherche de la lésion *vraie*, ou, tout au moins, du trouble fonctionnel, doit être la première préoccupation du médecin (1), et, à l'exemple de M. le professeur Bouchard, j'insistais sur la nécessité de déterminer aussi exactement que possible le mécanisme pathogénique de tout état morbide. Cette méthode, à laquelle on doit les progrès récents, n'était pas, il y a soixante ans, universellement appréciée à sa valeur. Elle était même dédaignée par les représentants de l'Ecole de Paris : lisez, par exemple, le chapitre *Pneumonie* du « Traité de pathologie interne » de Grisolle, livre fort estimable, qui a fait l'éducation de nombreuses générations, vous y trouverez un exposé des lésions, des symptômes et du diagnostic à peu près aussi complet que dans les ouvrages modernes; mais c'est en vain que vous y chercheriez quelque suggestion sur la genèse du processus; et, bien que Grisolle, clinicien de grand mérite, ait étudié la pneumonie avec une prédilection toute spéciale, on ne voit pas qu'il se soit jamais demandé pourquoi on en

---

(1) R. Lépine. Principes de clinique. (*Semaine Médicale*, 1909, p. 529-530.)

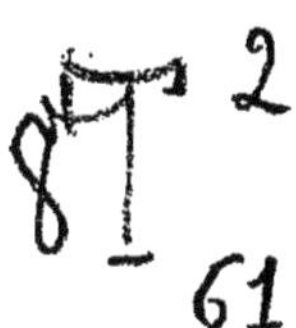

meurt. En somme, les grands traits de sa description sont superposables à ceux des descriptions actuelles; son tableau est exact, mais il lui manque d'être éclairé par les lumières de la pathogénie.

Aujourd'hui, certaines clartés rendent moins obscurs beaucoup de processus morbides. Ces clartés proviennent-elles exclusivement de la bactériologie? Assurément non, car toutes les maladies ne sont pas causées par les microbes, et, même si l'on n'envisage que les maladies microbiennes, leur genèse n'est pas suffisamment expliquée par la présence de ces organismes. Il faut savoir de quelle manière ils engendrent un état morbide. Ainsi, pour les maladies infectieuses, comme pour les autres, on a besoin, si on veut les comprendre, de recourir aux lumières de la physiologie pathologique. On ne saurait donc être étonné que bien avant l'éclosion des théories microbiennes, quelques maîtres aient proclamé que la biologie est la seule base rationnelle de la médecine. Ce qu'a fait Pasteur — et cela suffit pour assurer l'immortalité à son œuvre — c'est de montrer qu'il fallait encore élargir cette base, et que, outre la biologie de l'homme, le médecin avait besoin de connaître celle des microbes pathogènes.

Il serait bien long de suivre, à partir de Galien, la lente pénétration de la physiologie dans la médecine, ses progrès au XVIIe, au XVIIIe siècle et au commencement du XIXe. Qu'il vous suffise de savoir aujourd'hui que de 1820 à 1830 la voix puissante de Broussais mit au pilori la médecine traditionnelle et proclama l'excellence d'une nouvelle médecine dite *physiologique*. Mais l'étroitesse des doctrines broussaisiennes les fit bientôt tomber dans le plus grand discrédit; et, à partir de 1831, l'Ecole de Louis régna triomphante.

Si l'*Examen* avait manqué de modération, il faut convenir que les vainqueurs abusèrent de leur victoire : le mot de médecine physiologique devint malsonnant, et la plupart des médecins français dédaignèrent la physiologie, non seulement ceux de l'Ecole de Louis, mais les dissidents, comme Bretonneau, et plus tard son élève Trousseau. Il en était de même en Angleterre et en Irlande où florissaient d'illustres cliniciens.

En Allemagne, de 1830 à 1840 la situation resta confuse : il y avait encore des cliniques fermées à l'esprit moderne et où les découvertes de l'Ecole de Paris restaient lettre morte. Dans d'autres, au contraire, on commençait à comprendre l'importance de la physiologie : en 1842, Wunderlich et Roser, en créant l'*Archiv für physiologische Heilkunde*, s'exprimaient de la manière suivante : « Nous fondons un organe pour la médecine physiologique, attendu que prendre la physiologie pour base est la tendance de tous les esprits éclairés... Les données statistiques n'ont rien de scientifique et ne peuvent servir que de matériel sur lequel s'exercera la critique. » Répondant aux *Annalen* publiées à Heidelberg qui proposaient un « juste milieu », ils déclarent fièrement qu'il n'y a pas de milieu entre la vérité et l'erreur, entre ce qui est scientifique et ce qui ne l'est pas (1).

Je goûte moins complètement l'article de

(1) *Arch. für physiol. Heilkunde*, 1842, I, p. 502. — Wunderlich, né en 1815, fut élève du physiologiste P. Müller, et étudia à Paris en 1837. Il fut nommé professeur de clinique à Leipzig en 1850. Son ouvrage célèbre sur la température dans les maladies a paru en 1868.

Henle dans la *Zeitschrift für rationnelle Medizin* (1844), dont le titre indique les tendances un peu théoriques, et qui critique longuement les systèmes aujourd'hui oubliés qu'avait enfantés la philosophie de Schelling (1).

Plusieurs causes favorisèrent le développement en Allemagne de la médecine physiologique : d'abord l'influence personnelle de quelques hommes, comme J. Muller. Cet éminent biologiste, de 1833 à 1858, professa à Berlin l'anatomie, la physiologie et l'anatomie pathologique, et eut pour élèves non seulement des physiologistes comme Brücke, Dubois-Reymond, Helmholtz, etc., mais de nombreux pathologistes, notamment Henle et Virchow. Il n'existait pas en Allemagne, comme en France, une sorte de cloison étanche entre la clinique et la physiologie : des assistants de physiologie devenaient professeurs de clinique, et naturellement apportaient dans leurs nouvelles fonctions leurs habitudes d'esprit et la méthode avec laquelle ils avaient été formés.

Une autre cause paraît avoir favorisé, en Allemagne, les recherches de pathogénie. C'est l'emploi de plus en plus répandu du microscope, grâce auquel on espérait saisir en quelque sorte sur le fait les processus morbides : alors qu'en France nous n'avions guère que Donné (2), puis Ch. Ro-

---

(1) Henle, né en 1809, fut surtout un grand anatomiste. On lui doit l'étude de l'épithélium du tube digestif, la découverte de l'endothélium vasculaire et du trajet des canalicules urinifères, etc.

(2) A. Donné. Recherches physiologiques et chimico-microscopiques sur les globules du sang, du pus, du mucus, et sur ceux des humeurs de l'œil. Paris, 1831. — Cours de microscopie complémentaire des études médicales, anatomie microscopique et physiologie des fluides de l'économie. Paris, 1844.

bin (1), les micrographes étaient nombreux en Allemagne, même parmi les cliniciens : Schœnlein, nosologiste et clinicien célèbre (qui d'ailleurs n'appartient pas à l'Ecole physiologique), fit en 1839 la découverte du champignon du favus (*Achorion Schœnleinii*).

Parmi les anatomo-pathologistes, Virchow, professeur à Wurtzbourg, acquit, jeune encore, par l'éclat de ses travaux, une situation prépondérante : en décembre 1846 il fondait l'*Archiv für pathologische Anatomie und Physiologie und für klinische Medicin* (qui depuis 1903, pour commémorer le nom de son fondateur, est publié sous le titre de *Virchows Archiv*) :

« Depuis qu'on sait, dit-il, que les maladies ne sont pas des *êtres*, mais un mode anomal des manifestations biologiques, la médecine pratique ne peut avoir d'autre but que de rétablir les conditions normales. Quant à la médecine scientifique, sa tâche consiste à déterminer l'anomalie. *Elle doit tout d'abord connaître la biologie normale*..... La médecine française est sortie plus forte des orages de la Révolution. Chez nous, le progrès a été retardé par une philosophie qui s'est écartée de la nature; il faut revenir à cette dernière par la chimie (2), l'anatomo-physiologie et l'anatomie pathologique. »

---

(1) Ch. Robin. Ses principaux travaux sont les suivants : Du microscope et des injections dans leurs applications à l'anatomie et à la pathologie, suivi d'une classification des sciences fondamentales, de celle de la biologie et de l'anatomie en particulier. Paris, 1849. — Traité de chimie anatomique et physiologique normale et pathologique (en collaboration avec Verdeil). Paris, 1853. — Leçons sur les humeurs normales et morbides du corps de l'homme. Paris, 1867.

Les beaux travaux de M. Ranvier sont postérieurs à la période que nous envisageons ici.

(2) La chimie biologique était alors cultivée en Alle-

En 1854, Virchow à pris pleine conscience de sa force, et la préface de son *Traité de médecine* (rédigé avec la collaboration de quelques collègues) est un véritable manifeste : il proclame l'importance nationale de cette publication, « afin que la médecine allemande, jusqu'ici méprisée par les étrangers, s'émancipe des Écoles et des sous-Écoles ». Il ne dit pas explicitement qu'il lui faut un chef, mais on comprend qu'il est prêt à en occuper la place.

Quatre ans plus tard, il était appelé à Berlin, où il professait des leçons recueillies par la sténographie et qui devinrent un livre célèbre : *La pathologie cellulaire.*

« Nous vivons, dit-il, en pleine réforme médicale; mais le chaos n'est qu'apparent et la doctrine de la *physiologie* et de la *pathologie cellulaires* suffira aux besoins de la pratique de la science, car la cellule est la forme irréductible de tout élément vivant. Toutes les activités vitales en émanent..... »

Si vous lisez aujourd'hui *La pathologie cellulaire,* — et vous pourriez plus mal employer votre temps — vous vous étonnerez peut-être que ce livre ait été, en quelque sorte, l'évangile de la jeunesse médicale d'alors. Cela tient, en partie, à l'art prestigieux avec lequel il est écrit; et cela tient aussi au besoin réel que nous avions d'une doctrine. Or, celle de Virchow était bien

---

magne par plusieurs hommes remarquables : Liebig, né en 1803, publia, en 1842, son « Traité de chimie animale », avec application à la physiologie et à la pathologie, et, deux ans après, ses « Lettres sur la chimie »; Lehmann, né en 1812, professa dès 1843 à Leipzig; Gorup-Besanez, né en 1817, est l'auteur d'un bon traité de chimie biologique; Scherer, né en 1814, fit, à partir de 1842, toute sa carrière à Wurtzbourg et collabora avec Virchow. A Berlin, ce dernier eut pour assistants Hoppe-Seyler, puis Kühne et Salkowski.

séduisante : tandis que Flourens voulait nous imposer un centre unique d'activité, un *nœud vital*, l'éminent pathologiste de Berlin nous faisait voir la vie multiple (1). Voilà l'idée maîtresse de son livre (2). Maintenant, il me semble bien que Virchow a quelque peu méconnu les solidarités multiples qui assurent à l'Etre vivant son unité, et que les travaux modernes mettent en pleine lumière. Mais quel chef d'Ecole n'a pas dépassé la mesure! En tout cas il sut faire à temps les concessions nécessaires : il avait d'abord affirmé que dans toute inflammation le rôle des vaisseaux était fort accessoire ; or, dans les éditions subséquentes de son livre il fit une large place à l'émigration des globules blancs.

Et puis, il y a dans *La pathologie cellulaire* les chapitres XV et XVI, les plus originaux, selon moi, et en tout cas de beaucoup les plus importants, au point de vue médical, puisqu'ils traitent de l'*irritabilité*.

Broussais n'acceptait qu'une seule propriété essentielle de la matière organisée,

(1) Une preuve péremptoire des activités locales avait été donnée par la belle expérience de C. Ludwig, montrant que la pression de la salive dans les conduits excréteurs était supérieure à celle du sang artériel.

(2) Quant à la théorie *cellulaire*, on comprend mal que Virchow l'ait soutenue avec tant d'ardeur, car, au fond, il est d'importance secondaire que toute cellule vienne nécessairement d'une cellule. Cette théorie ébauchée par Raspail et par Dutrochet, fut soutenue par Schwann, qui professait la physiologie à Liège, et, pour le régime végétal, par Schleiden. Schwann admettait d'ailleurs que certaines cellules peuvent se former dans un blastème; mais, en 1852, Remak fit voir que dans le développement de l'embryon les cellules nouvelles proviennent toujours d'une cellule antérieure. Virchow, par l'examen de proliférations cellulaires pathologiques, fut conduit à penser que toute cellule, sans exception, dérive d'une cellule, et accorda une importance excessive à cette vue théorique.

l'*irritabilité*, que Haller, au siècle précédent, avait étudiée dans le muscle. Virchow, poursuivant l'idée de Broussais, distingue trois irritabilités : *nutritive*, *formative*, *fonctionnelle*. Il la définit « l'aptitude de la substance organisée à être portée, par l'action d'un excitant, à un état tel que son activité propre entre en jeu ». Il ajoute qu'il faut se représenter cette activité comme un processus physico-chimique, et c'est ainsi qu'il échappe au reproche, d'ailleurs fort immérité, à mon sens, que lui adressa, en 1868, le professeur Ch. Robin, d'avoir créé un concept *ontologique!* (1). « Si l'on raisonnait comme M. Robin, répondit Virchow, il faudrait considérer la chute d'un corps comme une *propriété* de ce corps ; il faudrait prétendre qu'admettre la gravitation est chose superflue..... Or, est-ce donc si absurde de considérer la gravitation comme une propriété générale de la matière, la chute d'un corps comme le résultat de cette propriété? » (2).

On peut assurément se demander s'il est indispensable d'admettre, comme le veut Virchow, trois sortes d'irritabilité, et trois seulement. Mais la discussion de cette question nous entraînerait loin, et sa solution définitive ne paraît d'ailleurs pas facile.

En somme, *La pathologie cellulaire* est un exposé doctrinal d'un haut intérêt. Mais, aujourd'hui, je lui préfère de beaucoup le recueil de mémoires connu sous le nom de *Gesammelte Abhandlungen zur wissenschaftlichen Medicin* (1856). Voilà le monument impérissable qu'a élevé Virchow.

---

(1) Ch. Robin. Principes généraux d'histologie. (*Revue des cours scientif.*, 30 mai 1868.)

(2) R. Virchow. Sur l'irritabilité. (*Gaz. hebd. de méd. et de chir.*, 21 août 1868, p. 534.)

Pour apprécier pleinement ce grand homme, il faut d'ailleurs voir en lui non seulement le savant et le professeur, mais l'homme d'action : il a servi la science, mais encore plus sa patrie. C'est, en partie, grâce à son influence et à son talent d'organisateur qu'en peu d'années a été perfectionné dans les Universités allemandes l'enseignement de l'anatomie pathologique (1).

Pendant ce temps, en France, les cliniciens, comme nous l'avons vu, se désintéressaient de la physiologie. La clinique de Chomel et de ses pâles émules était honnête, sage, — ce qui est déjà beaucoup — mais rien de plus. Le progrès se faisait ailleurs, grâce à d'habiles expérimentateurs, comme Magendie (2), Longet (3), à des physiciens comme Regnault et Reiset, Dutrochet, Poiseuille, et à des chimistes comme Dumas, Boussingault et bien d'autres. Assurément les cliniciens à courte vue ne comprenaient guère que le sac de baudruche de Dutrochet, ou le bilan nutritif de la vache de Boussingault, pût présenter quelque intérêt médical; et cependant, peut-on aujourd'hui nier que ces savants

---

(1) Voir sur l'œuvre de Virchow l'allocution de M. le professeur Bouchard dans la séance du 8 septembre 1902 de l'Académie des sciences : « L'anatomie pathologique, depuis Morgagni jusqu'à Cruveilhier et Rokitansky, avait montré que, dans les maladies, certains organes sont lésés, et avait cru pouvoir caractériser la maladie par la lésion. C'était un grand progrès..., on ne se préoccupait ni de la cause, ni de cette phase de l'acte morbide qui succède à l'application de la cause... Virchow n'a dit ni le *pourquoi* de la maladie ni le procédé suivant lequel la cause provoque la maladie; mais il a dit, lui le premier, le *comment* de la maladie, la succession des actes morbides provoqués par la cause..... »

(2) Magendie (né en 1783) devint professeur au Collège de France après 1830.

(3) Longet (né en 1811) a publié sur le système nerveux des travaux remarquables.

nous aient frayé la route qui nous mènera un jour à la conquête de quelques-uns des secrets de la vie? (1).

Magendie fut un apôtre de l'expérimentation. Il installa au Collège de France un laboratoire bientôt fréquenté par de nombreux étrangers (2). Hostile aux théories, il passait son temps à accumuler des faits expérimentaux dont quelques-uns sont fort importants, par exemple la distinction fonctionnelle des racines de la moelle (3).

Le successeur de Magendie fut Claude Bernard, qui, comme son maître, étendit son activité à presque toutes les parties de la physiologie. Ses découvertes géniales relatives à la glycogénie excitèrent chez les médecins le plus vif intérêt, on peut même dire un véritable enthousiasme, et l'effet de la piqûre du plancher du quatrième ventricule démontra de la manière la plus saisissante l'influence que le système nerveux exerce sur la nutrition.

Ses travaux sur l'innervation des vaisseaux n'eurent pas une influence moindre sur les idées médicales. La section du sympathique cervical lui révéla un effet jusqu'alors inaperçu, l'augmentation de chaleur dans le côté correspondant de la face. S'il n'interpréta pas tout d'abord d'une manière exacte ce fait important, c'est une nouvelle

(1) C'est Dumas qui donna à Andral et Gavarret la méthode à l'aide de laquelle ils poursuivirent leurs remarquables recherches d'hématologie (1843).

(2) Traube, le premier clinicien allemand qui pratiqua l'expérimentation, fut élève de Magendie. Piorry, qui malgré ses bizarreries fut un clinicien physiologiste remarquable, était aussi élève de Magendie.

(3) On sait que Ch. Bell a une part dans cette découverte; mais d'après Vulpian, dont la compétence et l'impartialité sont également indiscutables, celle de Magendie est de beaucoup la plus grande.

preuve que nous ne progressons que lentement, pas à pas, dans la voie qui péniblement nous conduit à la vérité.

La belle découverte de la vaso-dilatation dans la glande sous-maxillaire pendant son fonctionnement fut encore plus féconde en déductions pathologiques (1).

Mais ces faits, dont l'importance est considérable, ne sont que la moindre contribution de Cl. Bernard à la médecine : ce qu'il nous a surtout appris, c'est la méthode.

« Les propriétés vitales, disait Bichat, ayant pour caractère essentiel l'instabilité, toutes les fonctions vitales étant susceptibles d'une foule de variétés, on ne peut rien prévoir, rien calculer dans leurs phénomènes. » On voit quel service a rendu Cl. Bernard en affirmant que « toute manifestation de l'être vivant est un phénomène physiologique et se trouve lié à des conditions physico-chimiques déterminées qui le permettent quand elles sont réalisées, et l'empêchent quand elles font défaut », en d'autres termes, que, sous le rapport du déterminisme, l'être vivant ne diffère pas du corps brut.

On pourrait reprocher à Claude Bernard d'avoir dit que « la médecine scientifique *ne peut* se constituer, ainsi que les autres sciences, que par voie expérimentale (2) » ; mais

(1) En 1867, j'ai constaté dans le service de Charcot que les membres paralysés ne peuvent être échauffés autant que les membres sains, et, en 1870, dans le laboratoire de Ludwig j'ai vu, chez la grenouille, que l'excitation d'un des nerfs linguaux fait rougir et sécréter la moitié correspondante de la langue. Vulpian, deux ans plus tard, a reconnu chez le chien des effets analogues.

(2) Claude Bernard. Introduction à l'étude de la médecine expérimentale, p. 7. Paris, 1865.

il rectifie lui-même ce qu'il y a de trop absolu dans l'assertion précédente, en ajoutant que « la méthode expérimentale..... n'est rien autre chose qu'un *raisonnement* à l'aide duquel nous soumettons méthodiquement nos idées à l'expérience des *faits* ». Or, un certain nombre de faits médicaux sont des faits d'*observation* : Charcot ne manquait pas de rappeler que la nature réalise souvent des lésions infiniment délicates (par exemple, des dégénérations systématiques dans les centres nerveux) que l'expérimentation est impuissante à reproduire. Dans l'étude des localisations cérébrales il est incontestable que la détermination topographique des lésions a donné des renseignements utiles, etc. En résumé, il faut proclamer, avec Claude Bernard, que les médecins doivent rester fidèles à la méthode expérimentale, mais avec cette restriction qu'ils n'emploient pas *exclusivement* l'expérimentation.

Le peu que je viens de vous dire de l'œuvre de Cl. Bernard ne vous donne qu'une idée bien imparfaite et bien insuffisante de sa portée. Si quelqu'un a transformé la médecine au XIXe siècle et l'a orientée dans la voie où elle progresse si brillamment, c'est assurément Cl. Bernard. L'influence de cet homme de génie a été immense.

« L'art médical n'emprunte pas seulement à l'anatomie, la physiologie et la pathologie, mais de plus à l'histoire naturelle d'un grand nombre d'êtres (1) ». C'est ainsi qu'est motivée la constitution de la *Société de Biologie*, fondée, comme on sait, par Rayer, médecin d'une autorité considérable qui la

---

(1) *Comptes rendus et Mémoires de la Société de Biologie*, 1849, t. I, p. X.

présida pendant plusieurs années (1). Dès son origine, cette Société fut un foyer scientifique de premier ordre, et le centre où se groupèrent de jeunes médecins qui, quelques années plus tard, illustrèrent la nouvelle Ecole de Paris : Gubler, Davaine, Laboulbène, Charcot, Vulpian, et bien d'autres.

En dehors de la Société de biologie, beaucoup de médecins, entraînés et convertis par la lecture des Leçons de Claude Bernard, acceptaient les principes qu'il avait formulés, et un nouveau journal, la *Gazette hebdomadaire de médecine et de chirurgie*, devint leur organe. « La médecine sort enfin, écrivait Dechambre, de l'isolement où on l'a tenue pendant tant de siècles..., et va puiser dans le contact des sciences voisines une force et une fécondité nouvelles. » (2). Un jeune et brillant écrivain, M. le professeur Jaccoud, se proposait, en rédigeant un nouveau *Traité de pathologie interne*, d'adapter étroitement la conception des phénomènes morbides aux données de la physiologie; et, dans un livre remarquable, il avait déjà mis ce précepte en pratique :

« Pour apprécier dans ses caractères et dans sa genèse un trouble fonctionnel, il est évident qu'il faut avant tout être parfaitement éclairé sur la fonction qui est

(1) Les vice-présidents lors de la fondation furent Cl. Bernard et Ch. Robin; les secrétaires Follin, Brown-Séquard, L.-A. Segond et Lebert, qui vivait alors en France depuis plusieurs années et ne quitta Paris qu'en 1853 pour prendre la clinique médicale de Zurich.

Voir dans le numéro de la *Semaine Médicale* du 3 janvier 1900, p. 9, un court historique de la fondation de la Société de biologie, avec les portraits des cinq membres français formant le premier bureau de ladite Société.

(2) A. Dechambre. (*Gaz. hebd. de méd. et de chir.*, 7 oct. 1853, p. 2.)

troublée..... Avant d'étudier les anomalies, il faut étudier les règles dont ces anomalies sont la déviation. » (1).

Lorain écrivait à son tour :

« La doctrine nouvelle, la voici : supprimer ou amender tout ce qui est de simple tradition et de mauvaise physiologie, ne rien interpréter sans y être autorisé par des notions de physique exacte, renoncer à la médecine indépendante, qui prétend exister par elle-même et avoir ses lois propres... (2) »

En Italie, un mouvement intense se prononçait aussi en faveur de la médecine physiologique; un des protagonistes de ce mouvement, le professeur Bizzozero, est mort prématurément; les autres sont encore vivants.

En 1865, Villemin démontrait par l'inoculation la virulence de la tuberculose (3). M. Chauveau, en 1868, confirmait cette découverte par l'ingestion de matières tuberculeuses à de jeunes génisses, et, la même année, publiait des recherches mémorables sur la nature corpusculaire des virus. Davaine, qui, dès 1850, avait découvert la bactéridie charbonneuse, interprétait en 1863 d'une manière absolument exacte son rôle

---

(1) S. Jaccoud. Les paraplégies et l'ataxie du mouvement, p. 4. Paris, 1864.

(2) Ce texte est tiré d'un ouvrage posthume : De la température du corps humain et de ses variations dans les diverses maladies, p. 14, Paris, 1877; mais Lorain avait exprimé les mêmes idées, et d'une manière encore plus vive, dans une brochure qui parut en 1868 : De la réforme des études médicales par les laboratoires.

(3) En 1868 et 1869, j'ai montré que l'infection de voisinage chez le tuberculeux ne pouvait s'expliquer que par une auto-inoculation. Cohnheim, quelques années plus tard, a insisté aussi sur la signification des lésions tuberculeuses de voisinage.

pathogénique. A ce savant, dont le mérite n'était égalé que par sa modestie, revient incontestablement la gloire d'avoir le premier démontré l'origine microbienne d'une grave maladie commune à l'homme et aux animaux. Quand on se remémore ces faits il est difficile d'admettre que la médecine moderne date seulement de Pasteur; car les principes sur lesquels elle repose étaient établis d'une manière inébranlable, et sa méthode surabondamment développée par Claude Bernard. Non seulement le terrain était préparé, mais la semence avait déjà germé, quand un homme de génie, déjà célèbre par ses recherches sur les microbes de l'air et sur la maladie des vers à soie, par l'ampleur qu'il donna tout d'un coup à la microbiologie, transforma l'hygiène, et accéléra singulièrement l'évolution de la médecine. L'intervention de Pasteur fut assurément décisive, mais elle ne doit pas nous faire oublier l'œuvre de ses devanciers.

Paris. — Imprimerie de la *Semaine Médicale*,
31, rue Croix-des-Petits-Champs. — J. Charpentier.

www.ingramcontent.com/pod-product-compliance
Ingram Content Group UK Ltd.
Pitfield, Milton Keynes, MK11 3LW, UK
UKHW020457220726
13923UKWH00006B/2600